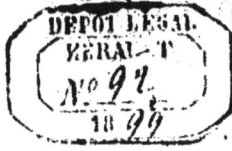

I0076267

Dʳ L. ESPÉRANDIEU

Au sujet d'un cas

de

Chorée hystérique

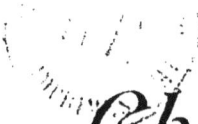

MONTPELLIER

GUSTAVE FIRMIN ET MONTANE

AU SUJET D'UN CAS

DE

CHORÉE HYSTÉRIQUE

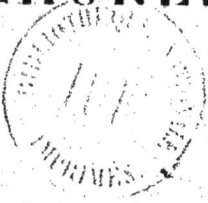

PAR

M. Louis ESPÉRANDIEU

DOCTEUR EN MÉDECINE

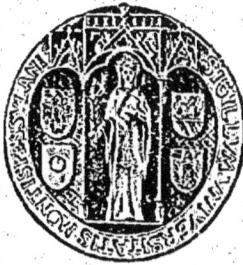

MONTPELLIER

IMPRIMERIE Gustave FIRMIN et MONTANE

Rue Ferdinand-Fabre et Quai du Verdanson

—

1899

Td 85
1155

A MON PÈRE, A MA MÈRE

Témoignage de reconnaissance.

A MA SOEUR, A MON BEAU-FRÈRE

L. ESPÉRANDIEU.

A MON PRÉSIDENT DE THÈSE

M. LE PROFESSEUR GRASSET

A M. LE PROFESSEUR-AGRÉGÉ RAUZIER

MEIS ET AMICIS

L. ESPÉRANDIEU.

AVANT-PROPOS

Fugitives s'envolent les années. Il me semble que c'est d'hier que je débarquais à Montpellier... Il y a plus de six ans. J'arrivai un beau matin, riche d'espérances, plein d'ardeur et d'enthousiasme, encore ému des échos de cette vie d'étudiant si enviée, qui nous paraissait alors le but des études classiques. Libre enfin. Pouvoir travailler à ma guise, aux heures qui me semblaient bonnes. Etre mon maître, n'avoir cure de plaire à personne, passer mon chemin sans souci du qu'en dira-t-on : ce fut la joie de mes six années d'études.

Et voilà que tout cela finit brusquement.

Il me faut quitter l'Ecole, où je laisse tout un passé de gais souvenirs. N'est-il pas permis d'en exprimer ses regrets, de remercier tout ceux de mes Maîtres qui contribuèrent à mon instruction médicale, ceux particulièrement qui daignèrent me témoigner un bienveillant intérêt ?

Monsieur le professeur Grasset a bien voulu accepter la présidence de ma thèse. Je l'en remercie. Deux ans durant, j'ai suivi ses visites hospitalières. L'impression de la première heure est restée vivace chez moi. Elle s'est confirmée chaque jour : un étonnement mêlé d'admiration pour le merveilleux talent du maître dans la découverte rapide du symptôme autour duquel va pivoter le diagnostic, la mise en lumière de ce symptôme, l'analyse brillante, la netteté de conception de la maladie, et la clarté d'exposition qui force à comprendre même les moins avancés.

Envers M. Rauzier, c'est une dette de reconnaissance que j'ai contractée ; une de ces dettes qu'on aime à se rappeler l'existence entière. Il m'a accueilli avec obligeance, avec bonté. Attaché à ses consultations externes, j'ai pu, par l'examen des nombreux malades qui viennent se disputer ses soins éclairés, m'habituer au maniement de la clientèle de cabinet, suivre les progrès d'une affection ou les succès d'un traitement. Il m'a été donné d'admirer longtemps l'esprit de logique, la méthode rigoureuse dans l'interrogatoire et l'examen du malade, la discussion serrée du diagnostic, la vaste et minutieuse connaissance de la pathologie, dont il nous a fait si généreusement profiter, et c'est au contact constant de ce Maître que je dois la plus grande partie de mon instruction médicale.

En dehors de notre instruction, il a eu le souci constant de notre éducation médicale. Et c'est une des choses dont on ne saurait trop lui être reconnaissant, certain qu'aux débuts dans la carrière, le souvenir de ses excellents conseils nous évitera plus d'une maladresse et plus d'une désillusion. Merci à lui de nous avoir si bien montré qu'il ne suffit pas de savoir, mais qu'il faut encore savoir appliquer ses connaissances.

Comment lui témoigner ma gratitude sinon en tâchant de me montrer digne de son enseignement, en ne perdant jamais de vue, comme il se plaît si souvent à nous le rappeler, que tout malade souffre parfois autant au moral qu'au physique, et que le médecin est aussi un homme !

Je ne pense point blesser la modestie du docteur Guérin-Valmale, en lui exprimant toute ma sympathie, en le remerciant d'avoir si patiemment, si obligeamment contribué à m'apprendre l'obstétrique.

Je ne veux pas être oublieux envers les médecins et chirurgiens de l'hôpital de Grasse, qui, pendant mon année d'internat, m'ont laissé la plus large initiative, m'aidant souvent de leurs conseils et de leur expérience. C'est un de mes plus chers souvenirs, cette année délicieuse passée là-bas sur la côte d'azur, dans ce tranquille et modeste hôpital de Grasse, gentiment accroché au flanc de la montagne, d'où l'on aperçoit, au loin, dans la Napoule, le scintillement blanc des vagues sous le clair soleil.

Il m'en est resté l'éblouissement d'un rêve; et le ressouvenir des longues heures écoulées à se laisser vivre sans souci du lendemain me laisse le regret mélancolique des choses tôt vécues sans espoir de retour....

De tout cela, la fin est venue. Le souci de se créer une clientèle a remplacé les non-chaloirs d'antan.

Et, tandis que l'on pense avoir fini, c'est à peine si l'on commence.

AU SUJET D'UN CAS

DE

CHORÉE HYSTÉRIQUE

INTRODUCTION

Un matin de février, à la consultation externe nous vint une toute jeune fille ayant quelques mouvements choréiformes, prédominants aux doigts sans aucune manifestation hystérique à ce moment. On porta le diagnostic d'athétose double essentielle. Deux mois après, elle revint; le tableau était complétement changé. C'était nettement une chorée hystérique.

Nous donnons tout au long cette observation, c'est un type de chorée rythmée.

Quelques mots d'historique suivent notre observation, après lesquels nous exposons l'étiologie de l'attaque, sa manifestation, le moment où elle éclate, sa durée et sa terminaison.

Mais à côté de cette chorée hystérique, il existe un autre type de chorée, arythmique, hystérique aussi, simulation par la grande névrose de la chorée de Sydenham. La coexistence de ces deux affections, hystérie et *chorea minor*, maintes fois signalée, ou bien leur succession firent supposer à quelques-uns l'existence de rapports intimes entre les deux affections.

Y a-t-il simplement coexistence de la chorée de Sydenham et de l'hystérie ?

Existe-t-il une chorée hystérique arythmique simulant en tous points la vraie chorée ?

La chorée de Sydenham serait-elle une simple modalité de l'hystérie, et peut-on rattacher ces deux affections ?

Après avoir différencié par le diagnostic la chorée rythmée, dont nul ne conteste la nature hystérique, même en l'absence de tout autre signe, des autres maladies à mouvements rythmiques, nous essayerons de différencier la chorée arythmique de l'hystérie, de la chorée de Sydenham, en montrant que par leur nature, leur début, leur évolution, leur terminaison elles sont bien indépendantes l'une de l'autre.

Enfin, pour porter le diagnostic de chorée hystérique arythmique il est nécessaire que le sujet présente d'autres manifestations hystériques, que l'affection ait l'évolution que nous décrirons.

OBSERVATION

Le 8 février 1899, parmi les malades venus à la consultation externe, une jeune fille de 14 ans, Joséphine Soul...,
attirait surtout l'attention par son attitude et les mouvements
anormaux qui l'agitaient sans cesse.

Campée sur ses jambes, elle se balance sur les hanches
d'un mouvement lent, arythmique, tandis que ses doigts sont
animés d'un mouvement reptatoire, ondulant, machinal et pro-
gressif, se fléchissant successivement à partir d'un bord de la
main à l'autre et les membres supérieurs font par moment des
gestes arrondis, mais d'une amplitude plutôt modérée pendant
que les épaules semblent se balancer autour d'un axe vertical.
Les membres inférieurs semblent moins mobiles ; la face gri-
mace parfois ; la jeune fille cligne fréquemment des paupières.

Le début remonte à plus de trois mois. Jusque-là, il ne
semble pas que la malade ait eu des mouvements anormaux.
Vers cette époque, coïncidant avec l'instauration de l'écoule-
ment menstruel, elle prétend avoir éprouvé une vive frayeur à
la suite de laquelle on s'est aperçu de changements dans son
caractère. Elle est devenue plus irritable, pleure très facilement, presque sans motif. L'intelligence, déjà limitée, s'est
encore affaiblie, du moins dans deux de ses facultés : la mémoire,
qui a considérablement diminué, et l'attention, qu'il est difficile
de fixer.

Elle lit médiocrement, écrit avec peine, sans toutefois que son écriture soit tremblée. Elle apprend difficilement. Depuis quelque temps, elle est devenue plus maladroite qu'autrefois. Elle n'a d'ailleurs jamais su rien faire, ni coudre, ni repriser, ni aucun des travaux des jeunes filles de son âge. Peut-être faut-il l'attribuer à son excessive myopie.

Antécédents personnels. — Elle a eu des glandes au cou et quelques croûtes sur la figure. Vers les huit ans, la rougeole. Elle n'accuse aucune manifestation rhumatismale. Elle aurait toujours été nerveuse, d'un caractère changeant, très menteuse, à ce point, dit sa tante, que par principe elle croit toujours le contraire de ce que dit sa nièce.

Antécédents héréditaires. — La mère est morte à 39 ans, d'une hernie étranglée. Elle était très nerveuse, mais d'une santé assez bonne.

Le père, assez bien portant, est alcoolique. Il passe une partie de ses journées au café et rentre quelquefois ivre. D'humeur bizarre, de raisonnement faible ; il est, en outre, très limité dans ses facultés intellectuelles. Le frère de notre jeune malade, âgé de 12 ans, est chétif, mal venu. Il est atteint de parésie des membres inférieurs et a de la peine à marcher. Très borné, depuis 6 ans qu'il va à l'école, il n'a pu apprendre à écrire. C'est à peine s'il sait lire.

Il y aurait une cousine germaine albinos. Nous ne relevons pas de vésanie.

L'interrogatoire de Joséphine Soul... ne nous révèle rien d'anormal dans l'accomplissement des diverses fonctions de la vie organique. Les digestions sont bonnes, jamais de toux, d'oppression ni de palpitations. Enfin, les habitudes de l'enfant que sa tante ne quitte pas, ne paraissent pas avoir pu influer sur la détermination de sa maladie. A l'école où elle est externe, aucune élève n'est atteinte d'affection semblable.

Examen. — Rapidement on explore les divers organes, bien qu'aucun trouble fonctionnel n'ait appelé l'attention sur eux. Rien aux poumons. Le cœur fonctionne bien. Le système nerveux semble en cause.

Motilité. — Il y a de l'instabilité motrice, que nous avons décrite au début de l'observation. La démarche est assez assurée, mais la malade dévie constamment en dedans la pointe des pieds. Assise, elle change fréquemment ses pieds de place, sans cependant que les jambes soient en mouvement comme les bras.

Il n'y a pas d'affaiblissement des membres inférieurs, mais les réflexes sont exagérés. La malade se tient bien sur un seul pied, les yeux fermés. Les membres supérieurs ne présentent point de parésie, la force est bien conservée. Les mouvements que l'on ordonne à la malade sont exactement exécutés. Les paupières sont animées d'un perpétuel clignottement.

Sensibilité.— La sensibilité à la douleur, au contact, à la température n'est ni diminuée, ni exagérée. Le sens musculaire est intact.

La recherche des zones hystérogènes donne un résultat négatif. L'examen des sens spéciaux révèle une forte myopie qui ne permet pas d'apprécier le champ visuel. L'ouïe, le goût, l'odorat, n'ont subi aucune altération.

Enfin, il n'existe aucun trouble trophique, ni cutané, ni musculaire.

Ainsi donc, on reste en présence de ces mouvements reptatoires, lents, involontaires, ayant leur siège aux doigts et du balancement du corps sans une étiologie qui puisse nous aider pour la filiation des faits.

La discussion du diagnostic porta sur toutes les affections caractérisées par des mouvements anormaux.

L'arythmie, bien nette à ce moment, permet d'éliminer d'emblée les affections caractérisées par un tremblement.

La *chorée* de Sydenham offrait le plus de ressemblance avec les troubles que nous présentait la malade. Mais le manque de brusquerie, d'intensité, d'incoordination des mouvements la firent écarter.

Les mouvements de la maladie des tics sont systématisés, brusques, convulsifs.

La maladie de Friedreich se distingue par sa démarche ataxo-cérébelleuse, la présence du signe de Romberg, l'abolition des réflexes tendineux. La chorée électrique de Dubini s'accompagne de fièvre, les attaques se succèdent à intervalles déterminés. La chorée de Bergeron est un spasme rythmé.

L'affection était-elle hystérique?

L'absence de crises, le défaut de stigmates, et, surtout, le manque de rythme dans les mouvements firent rejeter ce diagnostic. En présence de ces mouvements prédominant aux doigts et de leurs caractères définis plus haut, il sembla légitime de porter le diagnostic d'*athétose double essentielle*.

Notre jeune malade se retire avec un traitement au bromure, à l'antipyrine et de l'hydrothérapie. Quelques jours après, le mardi gras, j'ai l'occasion de l'observer, pendant un bon quart d'heure, sur un refuge d'où elle assiste à la bataille de confetti.

Rien n'a changé dans son attitude : l'attention qu'elle porte à la fête, le plaisir qu'elle semble y prendre, ne modifient point ses mouvements.

Le 29 mars, elle revient à la consultation. Il y a changement complet de tableau. La malade pleure, frappe des pieds et s'agite d'un continuel mouvement de balancement. Les gestes sont devenus choréiques par leur ampleur, par leur illogisme, mais ils diffèrent totalement de ces derniers par leur cadence, leur rythme, leurs grandes oscillations. La parole est très embarrassée ; toutefois ce signe nous paraît avoir ici peu de valeur, la jeune fille ayant toujours parlé avec difficulté.

Ce sont des mouvements choréiques rythmés. Le diagnostic de chorée rythmique s'impose. Notons que les doigts sont toujours animés de leur reptation athétosique.

Il existe maintenant une forme particulière d'anesthésie. Au poignet, la sensibilité a disparu en avant et en arrière. A la main gauche, on trouve l'anesthésie en gant, limitée en haut par une ligne d'amputation.

M. le professeur Rauzier insiste sur cette anesthésie bizarre qui n'est pas distribuée suivant le trajet d'un nerf ou son territoire d'innervation, mais sur un segment de membre limité par une ligne circulaire ne répondant à rien d'anatomique ou de fonctionnel.

La compression de la zone sous-mammaire droite détermine une légère aura.

La malade est envoyée à l'hôpital. C'est le 30 mars, qu'elle entre dans le service de M. Grasset, où il nous est permis de la suivre tous les jours et d'en compléter l'examen.

Le 11 avril, nous la voyons en pleine crise. Une contrariété en a été la cause. La malade est dans son lit ; elle a d'abord poussé quelques cris inarticulés, puis le battement des paupières est devenu plus rapide. Elle écarte et rapproche symétriquement et simultanément les bras du corps, tandis que les avant-bras, fléchis à angle droit en avant du thorax, se croisent. Les mains sont animées d'un mouvement rapide de pronation et de supination, en même temps que les doigts accélèrent leur mouvement athétosique. Le buste participe peu aux gestes, mais les membres inférieurs sont simultanément fléchis et étendus avec assez de rapidité. Si l'on étend les bras de la malade, elle continue ses gesticulations, mais parallèlement aux côtés, comme si elle donnait des coups de poing vers le sol. Nous décrivons ces mouvements parce que jusqu'ici, dans les différentes crises de chorée de la malade, ils se sont reproduits constamment les mêmes.

L'illogisme des gestes qui ne répondent à aucun acte professionnel, aucun mouvement d'expression, inspire un moment une certaine méfiance à M. Grasset. Mais tandis qu'il recherche au moyen d'une épingle l'anesthésie des membres, le bras, sur lequel il a posé la main qu'il promène doucement jusqu'aux doigts, ce bras cesse ses cortorsions. En agissant de même sur l'autre bras, il obtient même résultat. La malade s'immobilise : la voilà calme. Il n'y a pas d'hésitation pour le diagnostic.

La durée des crises est très variable. La première que nous ayons constatée à l'hôpital, n'a cessé qu'au bout de trois quarts d'heure. Immédiatement après, une seconde s'est reproduite d'une durée à peu près égale. Enfin, dans la journée, la malade a souvent des crises variant de cinq minutes à trois quarts d'heure, séparées les unes des autres par des intervalles dont la durée est on ne peut plus variable. Depuis son entrée à l'hôpital, elle a même passé plusieurs jours de suite sans en avoir.

Une émotion les fait naître, une suggestion les fait cesser. M. le professeur Grasset, par la pression des globes oculaires et la persuasion, obtient très rapidement l'arrêt complet des mouvements, qui cessent progressivement à partir des épaules et les derniers soubresauts se manifestent aux doigts.

Ce qui est à noter, c'est surtout l'influence de l'imitation dans la détermination des crises.

Le 17, pendant la visite, tandis que M. le professeur Grasset examine une nouvelle malade, il prononce presque à voix basse le mot d'hystérie, pas assez bas pour qu'une malade distante de quelques lits et qui juge insuffisante l'attention des étudiants à son égard, n'en profite pour avoir une superbe crise d'*hysteria major*. Notre jeune malade est aux aguets.

Depuis un moment déjà, elle a un léger balancement du corps sur sa chaise. Le rythme s'accentue, s'accélère, se précipite ; elle crie, elle trépigne ; la tête s'agite, les bras entrent en danse : nous y voilà, le branle est donné. Et tandis que notre grande hystérique continue ses contorsions cloniques, celle que l'on examine, étonnée, porte la main au cou, hésitante, incertaine…, nous sommes déçus dans notre attente : elle n'a pas de crise.

Pendant les périodes de calme absolu que présente notre malade, elle n'a plus aucun mouvement choréiforme. Les paupières sont seules animées d'un battement fréquent.

Dans l'intervalle des crises, nous avons pu en refaire un examen complet : au point de vue moteur, aucun trouble n'est à signaler ; il n'y a pas trace de parésie. Au point de vue sensitif, aucune anomalie. L'ouïe, l'odorat sont intacts ; mais le champ visuel est très rétréci. Il a été pris avec soin à la clinique ophtalmologique et avec peine, car la malade, affectée d'une myopie très prononcée, ne répond que d'une façon évasive et même contradictoire.

La zone hystérogène, signalée lors de la première crise, ne se retrouve plus. C'est là un fait remarquable de notre observation que les stigmates d'hystérie, constatés pendant les attaques de chorée, ont totalement disparu dans l'intervalle des crises.

Depuis le 26 avril, notre malade n'a plus présenté de crises. Il est permis d'espérer qu'il y a là plus qu'une rémission.

En somme, nous nous trouvons en présence d'une malade dont l'affection, datant de quatre mois, a été déterminée par une vive émotion. Elle a évolué en présentant une phase de mouvements choréiques à forme athétosique qui, brusquement, se sont transformés en chorée rythmée hystérique. En dehors de ses crises de chorée la malade ne présente qu'un seul stigmate d'hystérie : le rétrécissement du champ visuel.

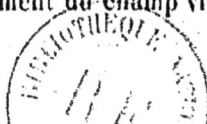

HISTORIQUE

Aussi ancienne que l'hystérie, — c'est dire remontant très loin dans l'antiquité, — la chorée hystérique a dû être connue de tout temps ; mais, confondue avec toutes les affections à troubles moteurs choréiformes, à manifestations convulsives et gesticulatoires, elle n'a été décrite séparément, n'a pris droit de cité que de nos jours.

Rien, dans ce que nous possédons des œuvres d'Hippocrate, de Pline, de Galien, ne nous permet d'inférer qu'ils l'aient distinguée des autres convulsions.

Au moyen âge, le terme de chorée s'applique à ces grandes épidémies à mouvements désordonnés, qui, comme un vent de folie, passaient sur certaines régions, entraînant dans ses tourbillons, en une ronde fantastique, toute une population.

Ce sont les fameuses épidémies saltatoires de 1374, de 1414, décrites par Brunfels, Paracelse, de Horst et bien d'autres après eux.

Une merveilleuse description en a été laissée par Hecker. Nous ne pouvons nous empêcher d'en citer un passage : « Déjà, » en 1374, on avait vu à Aix-la-Chapelle arriver de l'Allema- » gne des troupes d'hommes et de femmes qui, réunis par un » délire commun, offraient au peuple, dans les rues et dans » les églises, cet étrange spectacle : se tenant par la main et » emportés par leurs sens, dont ils n'étaient plus maîtres, ils » dansaient des heures entières, et prolongeaient ce spectacle

» sans être intimidés par les assistants, jusqu'à ce que, épui-
» sés, ils tombassent à terre. Puis ils se plaignaient d'une
» grande angoisse et gémissaient comme s'ils eussent senti
» l'approche de la mort, jusqu'à ce qu'on leur eût serré le
» ventre avec des linges ; après quoi, ils revenaient à eux-
» mêmes et se trouvaient momentanément délivrés de leur
» mal. C'était dans le but d'agir contre la tympanite qui se
» déclarait après leur accès, que l'on avait recours à cette
» manœuvre ; souvent, on s'y prenait plus simplement encore,
» en leur donnant des coups de poing et de pied dans le bas
» ventre. Pendant leur danse, ils avaient des apparitions, ils
» ne voyaient ni entendaient, et leur imagination leur faisait
» voir des esprits dont ils prononçaient ou plutôt hurlaient
» les noms.....

» Dans les cas où la maladie était complètement développée,
» les accès commençaient par des convulsions épileptiques.
» Les malades tombaient à terre haletants, sans connaissance,
» l'écume leur sortait de la bouche, puis ils se levaient en
» sursaut et commençaient leur danse accompagnée de hideu-
» ses contorsions ».

Et les noms abondent pour désigner l'affection : Danse de
Saint-Guy, Saint-Modestitanz, Saltus Viti, Saint Veistanz, Saint
Johannistanz, Choreomania, Epilepsia Saltatoria, etc. J'en
passe.

C'est, à n'en pas douter, de la chorée hystérique qu'il est
question. Dans ses mémoires sur la chorée du moyen âge,
Hecker signale « qu'il existe des points frénateurs de l'attaque de chorée ».

Un dessin de P. Breughel est publié par M. Charcot dans
le premier volume de ses leçons. Il représente la danse de
Saint-Guy. L'attitude des personnages, l'inclinaison latérale
de la tête, le pied levé qui va frapper le sol d'un mouvement

malléatoire, tout cela est suffisamment clair ; c'est de la chorée rythmée.

A diverses époques, d'autres épidémies de même nature
éclataient, auxquelles on donnait des noms différents suivant
les pays. En Italie, c'est le tarentisme ; en France, les flagel-
lants, les convulsionnaires de Saint-Médard ; épidémies qui,
toutes, se rapportent à de grandes manifestations hystériques
dont la chorée constitue le principal élément, et dont le grand
facteur était l'imitation.

Du fouillis des maladies nerveuses personne ne sait encore
dégager des entités morbides distinctes. A Sydenham revient
l'honneur d'avoir distingué la chorée, non pas encore la chorée
hystérique, mais la chorea minor, à laquelle Charcot proposa
de donner son nom. Mais la tentative de ce médecin de génie
resta isolée. Pendant plus d'un siècle ce fut l'oubli, le silence
complet sur cette affection. En 1810 seulement, avec Bouteille,
la chorée reprend sa place dans le cadre nosologique. Le premier, il distingue la chorée essentielle des fausses chorées.

Ce fut le promoteur de l'étude des chorées. Une pléiade d'auteurs discute de l'affection. Etiologie, pathogénie, nature ;
chacun de ces points veut être éclairci. L'histoire de la chorée
hystérique se confond encore avec celle de la chorea minor.
Germain Sée, Roger, Barthez et une foule d'autres, en France,
admettent le rhumatisme comme cause première de la maladie.
En Angleterre, en Allemagne, on défend la même idée, et l'on
admet « la filiation, presque l'identité de nature entre la chorée et le rhumatisme ». La contre-partie est non moins bril-
lamment soutenue. Elle compte des noms illustres : Prior,
Steiner, Rilliet et Barthez, Joffroy, etc.

Les théories névrosiques et organiques prennent place :
lésions cérébro-spinales ou névrose pure trouvent également
leurs partisans et leurs détracteurs. D'autres hypothèses aussi
cherchent à expliquer la pathogénie de l'affection : on invoque

tour à tour la dyscrasie sanguine, l'infection microbienne, voire l'origine réflexe.

Au point de vue clinique, c'est Charcot qui différencie la chorée de Sydenham des autres affections à tremblements et lui assigne une place bien nette à côté de la paralysie agitante, de la sclérose en plaques, et de la chorée rythmée.

La coïncidence maintes fois constatée de cette chorée à grands mouvements arythmiques, illogiques, involontaires, avec des manifestations hystériques ne pouvait manquer d'attirer l'attention.

Olivier, dans les *Limites de la chorée et de l'hystérie*, signale la « bizarre névrose qui résulte de ce mélange de manifestations choréiques et hystériques ». Des observations, publiées à divers intervalles, faisaient admettre à côté de la chorée hystérique rythmique une chorée hystérique arythmique.

Et Cadet de Gassicourt écrit : « Je pense, en effet, que certaines chorées, ayant tous les caractères des chorées vraies, se rattachent à la névrose hystérique ».

Enfin, dans les thèses du docteur Hocquet et Horcholle (1888), une tentative est faite pour rattacher la chorée de Sydenham à l'hystérie et faire de toutes les chorées névroses une manifestation de la grande névrose.

De nos jours, la chorée hystérique rythmique et arythmique, a été amplement discutée et étudiée ; les ouvrages abondent à ce sujet; mais quelle que soit l'opinion qu'ils expriment, tous différencient bien la chorée hystérique de la *chorea minor*.

I. — DE L'ATTAQUE DE CHORÉE RYTHMÉE

La chorée rythmée n'appartient qu'à l'hystérie. Différente en ses manifestations de la chorée arythmique, elle mérite d'être étudiée à part. Aussi, établirons-nous ses causes, ses caractères cliniques, le moment où elle éclate, sa durée et sa terminaison.

Étiologie — C'est celle de l'hystérie. Il faut un terrain préparé : un organisme débilité par des excès ou la misère, taré par une hérédité douteuse, alcoolisme, nervosisme, vésanie. Bien rarement on ne trouvera rien de ce côté.

Le sexe féminin paye le plus fort tribut à la chorée. C'est au moment de la puberté et de la croissance que les accidents se manifestent de préférence, entre 12 et 20 ans.

Le traumatisme, les émotions violentes, les crises hystériques, jouent le rôle de causes déterminantes. L'imitation a souvent joué un rôle prépondérant. Dans la thèse de Bonnaud nous relevons trois cas de cet ordre. Chez notre malade, nous avons vu plusieurs crises déterminées par l'imitation, cette « infection psychique, » comme l'appelle Leube.

Le début est presque toujours brusque, surtout à la suite d'une crise, quelquefois sans cause appréciable.

Description de l'attaque. — La malade, sous une influence quelconque, est prise d'inquiétude musculaire. Elle s'agite, puis, ses membres, son corps, sa tête, entrent en mouvement. Ce sont des mouvements réguliers, rythmés, cadencés, d'une grande amplitude, d'une rapidité variable, d'une variété infinie, mais logiques le plus souvent, imitant toutes sortes d'actes professionnels ou d'expression

Les décrire serait impossible à cause de leur variété. « Il faudrait être maître de danse à l'Opéra », disait Charcot.

Presque toujours, ils cessent pendant le sommeil. Il est cependant quelques cas où on les a vus persister la nuit durant. Ils s'accompagnent fréquemment de cris, comme en profère notre jeune malade au début de ses attaques.

La durée n'en est pas constante : certaines crises durent quelques minutes; d'autres atteignent jusqu'à une heure et demie. Les intervalles qui les séparent sont très variables, tantôt de quelques minutes, d'autres fois, de plusieurs jours. Enfin, il y a souvent des rémissions suivies de récidives qui se présentent avec la même intensité que les premières attaques.

A quel moment éclate l'attaque de chorée rythmée ? Quels sont ses rapports avec l'hystérie ?

Elle peut, d'abord, constituer la seule manifestation de l'hystérie en l'absence de tout autre signe. Elle est une forme de l'attaque.

Elle peut précéder une crise.

Elle peut se manifester au cours d'une attaque d'hystérie. Elle peut enfin éclater dans l'intervalle de deux crises. Nous donnons, à la fin de la thèse, une série d'observations confirmant ce que nous exposons ici.

La terminaison se fait le plus souvent, comme le début, brusquement. Il est possible d'enrayer la crise ou de la prévenir, par la compression de certaines zones frénatrices donne souvent des résultats à ce point de vue.

II. — DE L'ATTAQUE DE CHORÉE ARYTHMIQUE

Ce que nous avons dit de l'étiologie de la chorée rythmée peut s'appliquer à cette dernière.

Les mouvements arythmiques, illogiques, involontaires, arrondis, d'une grande amplitude, sont ceux de la chorée de Sydenham. C'est suivant le mot de Bouillaud, une véritable « folie musculaire ». Ils cessent pendant le sommeil, quelquefois par le repos au lit ; souvent ils augmentent pendant l'examen ou lorsque le malade sait que l'attention est attirée sur lui.

Siège. — Tout le corps peut être le siège de mouvements. Comme dans la danse de Saint-Guy, ce sont tantôt des hémichorées, des chorées partielles, tantôt des chorées croisées prédominant aux membres supérieurs ou inférieurs, d'une intensité des plus variables.

La suppléance, pour ainsi dire spontanée, des mouvements incoordonnés s'est présentée dans un cas chez un garçon atteint d'hémichorée. Lorsque l'intensité diminuait au bras, elle augmentait dans la jambe (Dettling).

A côté de ces troubles moteurs, il faut signaler les troubles très importants de la sensibilité dans la chorée arythmique de l'hystérie. Ce sont ceux de l'hystérie.

L'analgésie, l'anesthésie, la thermanesthésie ou inversement l'exagération des sensibilités au contact, à la température, à la douleur, la perturbation du sens musculaire, ont été signalées dans la plupart des observations. A ce point de vue, celle que nous donnons offre ceci de remarquable : 1° que l'anesthésie est distribuée en segment ; 2° qu'elle n'existe qu'au cours de la crise.

C'est M. le professeur Grasset qui, le premier en 1879-1880, attira l'attention sur cette répartition des troubles sensitifs, sur des segments de membre, limités par des lignes géométriques, lignes d'amputation, segments qui ne répondent à rien d'anatomique.

L'anesthésie et l'hyperesthésie peuvent être distribuées sur tout le corps par zones irrégulières et alternantes. Enfin, il peut exister de la dissociation des sensibilités.

Rarement les organes des sens sont atteints. C'est du côté des yeux que l'on trouve le plus fréquemment des troubles : le champ visuel est alors rétréci.

Greiff signale la fréquence des points douloureux. Ils occupent souvent l'emplacement ordinaire des zones hystérogènes. Et l'action des excitations de ces zones, leur influence sur le cours de la chorée arythmique hystérique prouvent bien la nature de l'affection. L'ovarie se rencontre très souvent.

Au cours de l'évolution de la chorée arythmique de l'hystérie, la grande névrose peut se manifester de manières variées. Ce sont souvent des crises d'hystérie qui surviennent dans le cours de l'affection. On peut noter aussi de bizarres mélanges de chorée rythmée et de chorée arythmique. M. Dettling rapporte un cas où une chorée arythmique du bras a évolué en même temps qu'une chorée rythmée de la jambe; dans un autre, des mouvements arythmiques des membres sont associés à une chorée rythmée du diaphragme, sans aucun autre symptôme qui pût faire penser à l'hystérie : le diagnostic fut établi par la compression de l'ovaire qui, faite par hasard, arrêta les mouvements rythmiques sans influencer la chorée non rythmée.

Les troubles psychiques ne sont pas rares. C'est eux qui constituent, d'ailleurs, une des manifestations les plus fréquentes de l'hystérie dans l'enfance. C'est la mobilité du caractère, l'émotivité, les crises de larmes et de rire, l'affaiblissement de la mémoire, les hallucinations, etc., qui constituent les principaux symptômes de ces troubles.

Les troubles trophiques doivent être rares. Dans aucune des observations que nous rapportons et de celles que nous avons lues, nous ne les avons vu mentionner.

La terminaison de la chorée arythmique a lieu souvent brusquement ; et cela sous les influences les plus diverses, tantôt des crises d'hystérie, tantôt un traitement insignifiant, tantôt la suggestion, mettent fin à l'affection. Quelquefois la chorée arythmique s'est transformée en chorée rythmée.

Quelle est maintenant la durée de la maladie ? Comme à toute manifestation hystérique, on ne peut lui assigner de limite. Elle ne paraît guère avoir dépassé six mois. Mais elle récidive souvent et cette fréquence des récidives, en dehors de la brusquerie du début ou de la terminaison, de l'inconstance de la durée, constitue un des caractères les plus importants de la chorée arythmique de l'hystérie. Et c'est souvent une émotion qui occasionne la récidive. Quelquefois on ne trouve pas la cause L'intensité et la durée de ces récidives est sujette aux mêmes variations que l'affection elle-même.

III

En étudiant les manifestations de la chorée arythmique de l'hystérie, on trouve bien des points de ressemblance avec la chorée de Sydenham, tant de points que jusqu'en 1890, avant M. Debove, on n'avait pas songé à les différencier. Qu'est-ce donc que cette chorée arythmique de l'hystérie ? Constitue-t-elle une forme de l'hystérie, ou bien est-ce une simulation par la grande névrose de la chorée de Sydenham ?

L'hystérie simule toutes les affections. Sans parler des paralysies, paraplégies, contractures, il est un grand nombre d'affections organiques, dont elle a souvent pris le masque comme le tabes dorsal, l'épilepsie jacksonienne, la sclérose en plaques, la sclérose latérale amyotrophique, etc., etc. Mais en même temps, elle leur imprime son cachet spécial, qui permet de suite de la reconnaître.

« Toujours par quelqu'endroit, fourbe se laisse prendre ». Elle simule la chorée de Sydenham, comme d'autres affections du système nerveux, et plus facilement, parce qu'elle en est plus proche parente.

Qu'on n'aille pas objecter que les manifestations choréiques les mieux connues de l'hystérie sont rythmées, et que c'est là leur plus grand caractère — Rythmées ! « Je ne sache » point, s'écrie M. Perret, que la coordination et le rythme » soient des caractères essentiels des diverses manifestations ». hystériques ; il serait même permis de soutenir le contraire ! » Quoi de plus arythmique, par exemple, que le caractère de

» l'hystérique avec sa versatilité bien connue dans ses idées et
» dans ses sentiments. Quoi de plus arythmique encore que sa
» manière d'être, que sa façon d'agir et de se conduire. Quoi
» de plus arythmique, enfin, que l'expression la plus haute de
» l'hystérie, la grande crise convulsive, avec ses mouvements
» désordonnés, ses gesticulations incohérentes, ses con-
» torsions bizarres, où bras et jambes sont projetés à chaque
» instant de côté et d'autre, sans ordre et sans mesure ! »

Une objection qui se posera certainement est celle-ci : Cette
prétendue chorée hystérique, non rythmée, n'est-elle pas
simplement de la chorée vraie de Sydenham, évoluant en
même temps que l'hystérie ? « Certainement il n'y a pas d'an-
» tagonisme entre ces deux affections ; tout en restant indé-
» pendantes, elles peuvent se continuer sur le même sujet »,
a dit Charcot. Et les faits de ce genre ne manquent pas, où
l'on a vu deux névroses s'associer, se superposer sans se confondre, évoluant chacune pour son propre compte. Mais dans
le début de la chorée arythmique de l'hystérie, dans son évolution, dans sa fin, il y a bien des points qui permettent de la
distinguer de la danse de Saint-Guy. C'est ce que nous cher-
chons à mettre en évidence au chapitre du Diagnostic.

La chorée de Sydenham ne serait-elle pas une modalité de
l'hystérie ?

Les nombreux points de ressemblance entre les deux affections ont attiré l'attention de beaucoup d'auteurs, qui ont
cherché à les rapprocher, à les fusionner. Nous pensons
qu'elles doivent conserver leur individualité, leur indépendance
respective et nous en exposons les raisons à ce même chapitre
du diagnostic.

Reste à rapprocher la chorée rythmée, de la chorée hystérique arythmique.

Abstraction faite du caractère des mouvements, il y a entre
elles une grande analogie ; même brusquerie du début, troubles

de sensibilité semblables, points frénateurs de l'attaque, ou au contraire, excitateurs de la crise, enfin, coïncidence des deux formes et transformation possible de l'une dans l'autre.

On peut dire de toutes les deux, qu'elles constituent une crise d'hystérie sans perte de connaissance.

DIAGNOSTIC

Nous avons admis deux formes bien distinctes de la chorée hystérique : l'une à mouvements rythmés, l'autre à mouvements arythmiques. La première dont le rythme, la cadence dans les gestes, constitue l'élément capital est, par cela même, facile à différencier de la seconde.

Nous diviserons donc notre discussion en deux points :

1° Nous différencierons la chorée rythmée des affections à manifestations rythmiques ;

2° Nous distinguerons la chorée hystérique arythmique des autres chorées ou maladies à mouvements choréiformes.

I.— DIAGNOSTIC DE LA CHORÉE RYTHMÉE

Il semble que l'on puisse d'emblée diagnostiquer la chorée hystérique par les stigmates de l'hystérie ou autres symptômes de la grande névrose. Il n'en est rien. C'est un fait digne de remarque que la chorée rythmée est souvent la seule manifestation de l'hystérie, en l'absence de tout autre signe.

La chorée rythmique se caractérise par des mouvements d'une plus ou moins grande amplitude, d'une plus ou moins grande rapidité. Elle est à distinguer des tremblements qui, eux aussi, sont constitués par des oscillations rythmées involontaires, d'un rythme de rapidité variable.

1° Tremblements a rythme lent

Tremblement sénile.— C'est à la tête et au cou qu'il prédomine, il est d'une amplitude assez faible et s'accompagne toujours des autres signes de sénilité.

Tremblement de la paralysie agitante. — Il est à oscillations lentes, se produit au repos et se suspend dans les mouvements volontaires; il est continu, prédominant aux membres supérieurs, dont les mains semblent, suivant les expressions consacrées, « filer de la laine, rouler un crayon, émietter du pain, faire des pilules... » Et ce qui permet de le distinguer facilement de la chorée hystérique, c'est qu'il fait partie du tableau bien défini de la maladie de Parkinson, où la raideur musculaire ne fait presque jamais défaut, et que le faciès soudé, la fixité du regard, la sensation de chaleur, le besoin constant de changer de place, d'être étiré, servent, en outre, à caractériser.

La *sclérose en plaques* présente aussi un tremblement lent, mais il s'exagère à l'occasion des mouvements volontaires; la tête est animée d'un mouvement typique ; la parole est scandée, et d'autres phénomènes, comme la diplopie, le vertige habituel, le nystagmus, etc..., en font une entité morbide bien nette, qu'il serait difficile de confondre avec la chorée rythmique.

2° Tremblements a rythme rapide

1° *Tremblements des intoxications.*— a) Celui de *l'alcoolisme.* Il est d'abord léger, passager, limité aux doigts, point apparent au repos. Il s'accentue plus tard. En général, l'individu qui en est atteint a des vomissements pituiteux, le matin, de l'insomnie, etc., et surtout des antécédents éthyliques.

b) Le *tremblement de l'hydrargyrisme* se développe progressivement. C'est d'abord une fine trémulation de la langue, de légères oscillations des doigts. L'existence d'une salivation abondante, la fétidité de l'haleine, accompagnent ce tremblement.

La profession du malade fixe le diagnostic.

c) Le *tremblement du saturnisme*. — Ici, le tableau est trop précis pour qu'il soit nécessaire de le discuter. C'est encore la profession qui constitue le meilleur élément de diagnostic.

Le *tremblement de la neurasthénie* est toujours à oscillations brèves, rapides.

Le *tremblement de la maladie de Basedow* n'est presque jamais seul témoin de l'affection. Les troubles nerveux, le goitre, l'exophtalmie, la tachycardie, complètent en général le tableau.

Le *tremblement de la paralysie générale* est surtout prédominant à la langue et aux lèvres. Il fait partie d'une affection suffisamment caractérisée par les troubles psychiques, moteurs et sensitifs, pour que la confusion ne soit pas possible avec la chorée rythmée.

Le *tremblement essentiel héréditaire*, de fréquence variable, est surtout familial et héréditaire; il s'accompagne habituellement de symptômes de dégénérescence mentale.

Le *tremblement des hémiplégiques* a lieu à la suite d'une hémiplégie. L'interrogatoire du malade révèle dans les antécédents l'existence d'une attaque.

Le *tremblement hystérique* peut être d'intensité et d'amplitude variables.

Il peut affecter des caractères bien différents : Axenfeld et Huchard, dans leur *Traité des Névroses*, en parlent en ces

termes : « Tantôt il s'agit d'une oscillation légère, à peine
» appréciable, ressemblant à un faible tremblement alcoolique,
» augmentant par les émotions et persistant pendant un temps
» plus ou moins long ; d'autres fois, le tremblement a un
» aspect convulsif plus accentué, affectant les membres supé-
» rieurs ou encore l'un d'eux ou le membre supérieur et infé-
» rieur du même côté. Quand le tremblement affecte les
» membres inférieurs, il est quelquefois si violent que, dans
» la position assise, on entend le pied battre régulièrement le
» parquet, sous forme de trépidation épileptoïde ».

Ces tremblements plus ou moins rapides, intentionnels ou
non, sont essentiellement polymorphes. Entre le tremblement
vibratoire très rapide, imitant celui de la paralysie générale,
et le tremblement lent, il y a tous les intermédiaires.

Comment distinguer ces tremblements hystériques de la
chorée rythmée ? Laissons la parole à Charcot :

« Dans la chorée rythmée, nous ne retrouvons ni les oscilla
» tions, ni les vibrations, comme dans le tremblement, ni les
» gesticulations illogiques, contradictoires, comme dans la
» chorée vulgaire ; mais, si l'affection est caractérisée, elle
» aussi, par des mouvements involontaires, impulsifs, ces
» mouvements sont complexes, et, en outre, fait important,
» ils se reproduisent suivant un rythme régulier et sont
» cadencés. »

La *maladie des tics* a bien des mouvements convulsifs, brusques, mais elle diffère de la chorée hystérique par son évolution, son incurabilité.

II° DIAGNOSTIC DIFFÉRENTIEL DE LA CHORÉE ARYTHMIQUE HYSTÉRIQUE AVEC LES AUTRES AFFECTIONS CHORÉIFORMES

Les mouvements de l'*ataxique* offrent quelque ressemblance,
mais ne se produisent pas au repos, n'ont lieu que pendant les
actes volontaires.

La maladie *de Friedreich* a comme symptômes une démarche ataxo-cérébelleuse, le signe de Romberg, l'abolition des réflexes tendineux, le vertige, le nystagmus, enfin l'incurabilité des accidents.

Dans le tic *de Salaam*, il y a production de spasmes cloniques des muscles du cou. La tête s'incline brusquement d'arrière en avant. C'est un salut bref, répété plusieurs fois par jour par accès ; manifestation comitiale essentielle, ou symptomation d'un néoplasme encéphalique.

Les secousses arythmiques, irrégulières, respectant la face et cessant pendant l'exécution des mouvements, qui caractérisent le *paramyoclonus*, la *chorée fibrillaire*, sont trop localisées pour ressembler à la chorée.

La *chorée dite électrique*, chorée de Dubini, constituée par de fortes secousses, s'accompagnant de fièvre et d'attaques convulsives, n'a guère de rapports avec la chorée hystérique. Elle serait, d'ailleurs, une affection organique due à une congestion de la moelle.

Une chorée toute différente, la *chorée de Bergeron*, a, pour élément caractéristique, du spasme musculaire rythmé, brusque, qui, d'après Guertin, se guérirait immédiatement par l'administration de tartre stibié.

Les mouvements choréiformes qui font partie du tableau de la *sclérose cérébrale* sont limités à une moitié du corps (hémiplégie spasmodique infantile) avec crises épileptiformes, troubles cérébraux, etc., etc.

Un autre point intéressant du diagnostic différentiel est celui de l'*athétose double* avec la chorée hystérique arythmique. Nous avons vu, dans notre observation, que le premier diagnostic porté fut celui d'athétose double essentielle. Nous avons vu aussi que, d'après l'ensemble des symptômes, il n'en pouvait être autrement.

Les caractères de ces mouvements les distinguent bien, en

3

effet, de la chorée. « Les mouvements involontaires des athé-
» tosiques sont incoordonnés, illogiques et contradictoires
» comme ceux des choréiques sans rythme et sans systémati-
» sation ; ils s'exécutent avec une lenteur relative, sans brus-
» querie ; les membres qui en sont le siège présentent tou-
» jours un certain degré de raideur ; ils cessent ou diminuent
» pendant quelque temps, à l'occasion de certains mouvements
» intentionnels.. .. Si à ces caractères on ajoute ceux tirés de
» l'évolution de la maladie et, enfin, l'état mental, on aura
» tous les éléments nécessaires pour reconnaître l'athétose
» double » (Michaïlowski).

La *chorée chronique* est surtout une affection familiale qui se
développe de préférence dans l'âge adulte et la vieillesse ; les
mouvements sont moins fréquents, plus lents. Il y a de l'inquiétude musculaire permanente. Elle se différenciera, non pas
tant par les symptômes qu'elle présente, que par la connaissance de ce fait : qu'elle est chronique.

Les chorées *symptomatiques* peuvent prêter à l'erreur, particulièrement, dans les diplégies cervicales consécutives aux en-
céphalopathies accompagnées d'athétose double ou de chorée
bilatérale. Or les mouvements athétosiques sont lents et limités
aux extrémités des membres, alors que les mouvements choréiques sont brusques, arythmiques. La chorée symptomatique,
rarement isolée, est le plus souvent accompagnée de contractures d'athétose. Dans certains cas même, la fusion des deux
syndromes, chorée et athétose, est si complète qu'on les réunit
sous le nom de syndrome athétoso-choréique. Le diagnostic
est établi par la recherche des antécédents et la marche de la
maladie ; les chorées symptomatiques sont ordinairement con-
génitales et leur évolution est essentiellement chronique.

Mais le point qui nous semble le plus délicat est la différen-
ciation de la chorée arythmique hystérique et de la vraie
chorée.

La simulation de la chorée de Sydenham par l'hystérie peut être plus ou moins parfaite et il est certain qu'au premier abord, on serait tenté de confondre les deux affections.

La danse de Saint-Guy est en effet une névrose, parce que les recherches anatomiques ne sont pas parvenues à déterminer l'existence d'une lésion d'anatomie pathologique constante, fixe et précise.

C'est fréquemment un traumatisme, une émotion qui en est la cause occasionnelle. Maintes fois, elle est héréditaire et, dans certaines familles, elle s'associe à l'hystérie. Bien plus, il est très courant de rencontrer dans les antécédents des hystériques l'existence d'une chorée de Sydenham antérieure.

L'analogie n'est pas moins surprenante au point de vue des symptômes.

D'après G. Sée, les principaux symptômes de la chorée vulgaire sont un développement précoce de l'intelligence et de la mémoire chez les enfants prédisposés, une mobilité d'esprit, une vivacité extrême de caractère, et enfin, outre les mouvements, du délire, des vomissements.

Les troubles de la sensibilité sont fréquents. Ce sont surtout des phénomènes douloureux, et ce n'est pas en suivant le trajet exact des muscles affectés que les sensations douloureuses se manifestent.

Des points douloureux existent au niveau des apophyses épineuses, l'exploration minutieuse en fait toujours rencontrer un qui est le point choréigène (Stiebel).

Et Déjerine s'écrie : « C'est surtout avec l'hystérie que la » chorée de Sydenham affecte des rapports intimes, si intimes » même, que l'on peut se demander si, au fond, ces deux affec- » tions ne sont point les deux rameaux d'une seule et même » branche morbide. »

Avant lui, Briquet constatait les rapports entre les deux affections :

« J'ai rencontré dans mes observations 16 cas de chorée vul-
» gaire arrivés chez des hystériques ; mais, chose remarquable,
» je n'ai jamais vu la chorée exister en même temps que des
» attaques d'hystérie et donner à ces attaques une forme par-
» ticulière. Tantôt elle avait existé avant que l'hystérie ne se
» fût développée, tantôt elle paraissait dans un moment où il y
» avait rémission dans l'état hystérique, de telle sorte que ces
» deux affections spasmodiques semblaient s'absorber l'une
» l'autre et que la chorée ne pouvait se combiner à l'hystérie
» que quand celle-ci se borne aux simples accidents de la pre-
» mière période.

» Dans tous les cas que j'ai observés, la chorée a été cons-
» tamment passagère et a eu sa marche ordinaire, de telle
» sorte que cette complication n'aggrave en rien la position
» des hystériques qui la présentent. »

Nous pourrions multiplier les citations. Voilà bien des auteurs
qui tentent de rapprocher l'hystérie de la chorée de Sydenham.
Similitude d'étiologie, analogie de symptômes, observation de
continuité. Oui, tout cela est vrai. Et la danse de Saint-Guy a
peut-être perdu un peu de son intégrité dans ces dernières
années.

Mais est-ce suffisant pour établir entre la chorée de Sydenham
et l'hystérie une filiation, de conclure presque à une identité de
nature et d'en faire une modalité, une forme juvénale de l'hystérie, comme le veut M. Horcholle ?

Que la chorée de Sydenham relève fréquemment d'un inci-
dent infectieux ou toxique, cela est incontestable. Mais com-
bien de fois trouve-t-on le début brusque, surprenant, sans
cause apparente, que nous rencontrons fréquemment dans la
chorée hystérique. C'est, d'habitude, une période de début
lente, progressive, où l'on peut suivre les progrès en maladresse de l'enfant, son changement d'humeur, ses variations
de caractère, ses bizarreries inaccoutumées, les douleurs qu'il

éprouve dans les membres, des symptômes d'irritation spéciale.

La période d'état s'est établie. Quelles que soient les circonstances qui surviennent dans le cours de son évolution, bien rarement, du moins à notre connaissance, elles ont pu la supprimer brusquement et entièrement. Non pas qu'il n'existe point de rémissions. Des accalmies suivies de recrudescences ont fait décrire des chorées intermittentes.

Mais cela ressemble-t-il à ces cessations complètes de la chorée hystérique, rythmique ou arythmique, à ces exaspérations brusques, à ces reprises surprenantes, au moment où l'on croit l'affection terminée ?

Y a-t-il dans la marche de la chorée de Sydenham les anomalies que l'on retrouve, à chaque observation, dans la chorée arythmique hystérique ?

La période de déclin est progressive dans la danse de Saint-Guy ; elle est, le plus souvent, brusque, inattendue dans la chorée hystérique. La DURÉE de la première est généralement assez connue, puisqu'on la fixe à trois mois à peu près, la durée de la seconde n'a pas de limite, elle est bizarre, fantasque, comme toutes les manifestations de la grande névrose. Celle-ci procède par à coups, par successions de crises. Celle-là évolue dans son cycle régulier.

La chorée de Sydenham est une névrose cérébro-spinale d'évolution, entité morbide bien définie, à cycle régulier, malgré les surprises qu'elle réserve parfois; la chorée arythmique est un accident au cours de l'hystérie, une forme de la crise, simple simulation de la danse de Saint-Guy.

Mais il reste incontestable qu'en ce qui concerne les symptômes, l'analogie est des plus frappantes. Aussi, pour être autorisé à porter le diagnostic de chorée arythmique hystérique, il faut que les manifestations choréiques soient accompagnées de symptômes hystériques : rétrécissement du champ visuel, troubles des organes des sens, anesthésies ou hyperesthésies, sensation de boule, de constriction, zones hystérogènes ou points frénateurs, crises d'hystérie nettes. Non pas qu'il soit indispensable que ces signes se manifestent pendant la chorée. Il nous semble qu'il suffit qu'ils précèdent ou suivent l'attaque.

Pour pouvoir conclure à la coexistence, mais à l'indépendance de la chorée de Sydenham et de l'hystérie, il faut que la maladie subisse son évolution régulière, indépendante des modifications que l'hystérie apporte aux affections qu'elle simule.

PRONOSTIC

Il en est du pronostic de la chorée hystérique, comme de celui de l'hystérie. Assigner une limite aux attaques, se prononcer sur l'intensité de l'affection serait imprudent. Mais, malgré quelques restrictions, on peut le considérer comme favorable, beaucoup plus favorable que celui de la chorée de Sydenham.

« La chorée rythmée peut être, dans certains cas, une affec-
» tion grave, non qu'elle menace directement la vie, mais
» parce qu'elle peut persister très longtemps et devenir une
» infirmité horriblement gênante, empêchant les malades de
» se livrer à aucune occupation en les obligeant à s'éloigner
» du monde en raison de l'effroi qu'inspirent leurs attaques
» et du sentiment de répulsion dont ces malheureuses se
» sentent l'objet ».

Ces paroles de Charcot peuvent également s'appliquer à la forme arythmique de la chorée hystérique.

OBSERVATIONS

Observation Première
Honcholle. — (Résumée)
Chorée rythmique hystérique

Léonie D..., âgée de 15 ans et demi. Rien dans l'enfance. Réglée à 13 ans et demi.

Début. — Est prise brusquement d'un malaise en même temps que la main droite devient impotente. Le lendemain, attaque ; puis, successivement, tous les jours, à intervalles inégaux. Elle a des mouvements rythmés du bras et de la main. Elle a l'air de plaquer des accords au piano.

La durée des mouvements est en général d'un quart d'heure. La malade sent venir sa crise, puisqu'elle en prévient les assistants.

Il y a une diminution de sensibilité à la main droite et un point douloureux sous le sein gauche. Ce sont les seuls stigmates d'hystérie.

Elle reste sept mois sans avoir d'attaques. Puis de nouveau, en 1888, elle a sept crises dans une journée. Lorsqu'elle a une attaque de chorée rythmée, elle est sûre de ne pas avoir sa crise ordinaire. Cette fois, les mouvements choréiques ont changé. Ils sont extrêmement rapides : la malade a l'air de pétrir de la pâte.

Observation II
In thèse Honcholle. — (Résumée)

La nommée S..., âgée de 20 ans. Sans hérédité névropathique. A des crises d'hystérie, très violentes, très nettes. Plus tard, elle présente des attaques de chorée rythmée.

Chorée rotatoire de la tête qui tourne du côté gauche ; mouvements des membre supérieur droit et inférieur gauche.

Observation III

HORCHOLLE. — (Résumée)

Eugène M..., 18 ans. Mère morte phtisique. Père bien portant, a eu des douleurs dans les jambes. Grand-père et grand'mère paternels présentaient des douleurs rhumatismales.

Antécédents personnels. — Réglée à 13 ans.

A la suite d'une peur, elle a été prise d'un clignement d'yeux incoercible. En même temps, parésie des deux bras et de la jambe droite, avec mouvements choréiques des mains et des doigts et de la langue qui sortait de la bouche et rentrait continuellement.

Après une amélioration considérable durant trois mois, il y a récidive. On la traite au bromure et aux bains, sans amener d'amélioration. A ce moment, elle a l'air de jouer du piano. Le rythme est très net.

La jeune fille peut momentanément maîtriser ses mouvements. *Il n'y a pas de stigmates d'hystérie.* — Guérison.

Observation IV

A..., 22 ans.

A des crises dont la première remonte à la mort de sa mère. Précédées d'une aura avec boule hystérique.

En même temps, se sont produits des mouvements choréiques du bras, qui persistent. Ces mouvements sont rythmiques. Pas de stigmates. Après les attaques, la malade reste fatiguée et hébétée.

Observation V

BABINSKI. — (Résumée)

Elise Renaud 21 ans. Pas de renseignements sur la famille. A toujours été faible et de mauvaise santé. Vers le mois de février 1886, elle se sent agitée. Le 7 juin, sans motifs apparents, elle se met à exécuter des mouvements analogues à ceux de la chorée. Puis, le 8 et 9, ils s'exagèrent de plus en plus. C'est à l'abdomen que prédominent les mouvements. Les contractions des grands droits déterminent à chaque secousse un peu de flexion du tronc sur le bassin. Il y a, en même temps, des mouvements du membre inférieur gauche. Tous sont indépendants de la volonté.

La sensibilité générale est intacte.

Il n'existe aucun symptôme ni aucun stigmate d'hystérie.

Observation VI

Horcholle

Chorée rythmée au cours de l'hystérie

Hab..., grande hystérique du service de M. Charcot.

En 1879, entre à Necker pour vomissements hystériques; à la suite d'une frayeur, elle est prise de chorée rythmée. Ces accès alternent avec des attaques d'hystérie et durent en moyenne huit jours.

L'usage d'un vomitif au début de la crise, l'arrête.

Plus tard, entre à Lariboisière; les accès de chorée sont rares, tandis que les crises d'hystérie se répètent fréquemment.

En 1881, pendant la nuit, mouvement de chorée rythmée pendant trois, quatre heures. Au réveil, encore quelques mouvements qui ont cessé pendant la journée.

En 1887, la chorée reparait après une attaque. Mouvements incessants de rotation de la tète, mouvements malléatoires des bras. Durée de plusieurs heures.

La malade, revenue à son état normal, avait perdu tous ses stigmates d'hystérie : hémianesthésie droite, rétrécissement concentrique du champ visuel, points hystérogènes. Par contre, elle avait des points choréigènes au bras et à la main gauche.

La nuit, elle avait des cauchemars et se sentait moins bien que lorsqu'elle avait ses crises d'hystérie. Elle se souhaitait à elle-même une bonne attaque, quelques jours après l'apparition des stigmates.

Observation VII

Horcholle (Résumée)

Chorée rythmée pendant l'attaque d'hystérie

Ch... Maria, agée de 21 ans. A. H.: grand-père et père alcooliques. A. P.: à dix ans, début des phénomènes morbides. Elle fait une maladie qui dure un mois, puis attaques.

État actuel : attaques d'hystérie et accès d'épilepsie. Elle présente, en 1888, une anesthésie complète de tout le corps, à la douleur et à la température. Quelques parties sont demeurées sensibles : les pieds jusqu'aux malléoles.

Point ovarien droit. Point sous-mammaire gauche. Points hystérogènes disséminés le long de la colonne vertébrale.

Perte du sens musculaire des deux côtés.

Rétrécissement du champ visuel.

Elle présente des attaques d'hystérie classiques, mais avec cette particularité que la phase des hallucinations est très prononcée et offre une durée de plusieurs heures ; parfois un jour ou deux.

Enfin la *phase des grands mouvements présente une phase de chorée natatoire extrêmement nette*. La malade se couche à plat ventre et fait des mouvements de natation très réguliers. En même temps, elle parle et se figure être dans l'eau.

La durée de cette phase est de 5 à 6 minutes, puis l'attaque continue son cours.

Observation VIII

Horcholle

Gr. Grande hystérique du service de Charcot avec hémianesthésie sensitive et sensorielle du côté droit, est prise un jour de chorée rythmée à la suite d'une attaque. Cette attaque se manifestait par des mouvements de rotation des bras. Les avant-bras, fléchis et croisés sur la poitrine, tournaient constamment l'un autour de l'autre avec une grande rapidité. Les mouvements duraient jour et nuit. Cette attaque dura trois jours sans interruption.

Tous les médicaments employés n'eurent aucun résultat. Après la cessation de l'attaque tous les stigmates avaient disparu. Il n'y avait plus trace d'anesthésie sensitive ou sensorielle, plus de zones hystérogènes.

A la place d'un point d'attaque, situé au-dessous du sein droit, il existait un point choréigène.

Ce nouvel état dura huit jours, après quoi la malade, après une attaque d'hystérie, revint à son ancienne situation.

Observation IX

Horchollé

Chorée rythmée au cours de l'attaque

Sch... (Charlotte), domestique. Cette malade, ovarienne des deux côtés, hémianesthésique gauche, au point de vue sensitif et sensoriel très facilement hypnotisable, présente, en juin 1888, des attaques qu'on peut très facilement provoquer en pressant sur les apophyses épineuses de la troisième ou quatrième dorsale.

1° Phase épileptoïde suivie de contractures.

2° Phase des grands mouvements.

Enfin chorée rythmée natatoire durant quelques minutes. La malade, à plat ventre sur le plancher, fit une dizaine de brasses, très régulièrement exécutées.

Puis l'attaque recommence.

Observation X

In thèse Tocné, Paris 1891. — Chorée rythmique succédant à une chorée de Sydenham. (Résumée)

Jeanne Jorel, 16 ans, entre dans le service de M. Joffroy.

Antécédents héréditaires. — Plusieurs tuberculeux dans la famille.

Antécédents personnels. — Quelques convulsions dans l'enfance. Réglée à 15 ans, sans anomalies.

État actuel. — La malade est atteinte de mouvements choréiformes arythmiques, type de Sydenham. Elle présente, en outre, des stygmates d'hystérie. Deux mois après son entrée à l'hôpital, les mouvements de la malade sont devenus rythmés, cadencés. Il y a eu nettement succession de la seconde affection à la première.

Observation XI

Debove, 1890. — Hystérie simulant la chorée de Sydenham. (Résumée)

Malade de 21 ans, présente les signes de la chorée de Sydenham. Il existe chez lui deux zones hystérogènes. La compression de ces zones amène la cessation de l'attaque.

La chorée a débuté brusquement à la suite d'une tentative de pendaison.

Il n'existe aucun trouble organique.

Observations

Thèse Bonnaud, Lyon 1890. — Chorée arythmique, précédée ou accompagnée d'hystérie.

I. — R. Joséphine, 14 ans, présente des phénomènes hystériques. En même temps qu'apparaissent ses règles, surviennent des mouvements choréiformes.

II. — M. Marie, 12 ans et demi, légère chorée précédée pendant un mois d'accès convulsifs avec sensation de boule hystérique. Pas de rhumatismes.

III. — R. Jeanne, 14 ans, est prise, sans cause appréciable, de vomissements qui durent trois jours. Elle a une crise d'hystérie nette trois jours après avec ovarie. Présente 6 mois après de la chorée.

IV. — O. Marie, 11 ans, chorée survenue à la suite de crises hystériques.

V. — G. Antoinette, 11 ans, à la suite d'une frayeur, crise hystériforme et paralysie passagère du membre inférieur droit. Trois semaines après, chorée assez intense.

Il y a ainsi dans la thèse de M. Bonnaud une série d'observations établissant les rapports de la chorée et de l'hystérie.

Hystérie postérieure à la chorée arythmique.

I. — Jeune fille de 11 ans, présente un accès de chorée presque exclusivement limité au côté droit. De 15 à 17 ans, des attaques fréquentes d'hystérie avec hémianesthésie qui persista pendant plusieurs années. (Thèse de Huet, Paris, 1888.)

II. — Elise B., 13 ans. Au moment de ses premières règles, apparition d'une chorée qui fut suivie, trois mois après sa guérison, de cinq crises hystériques, coïncidant avec une autre période menstruelle.

III. — Une femme X., à l'âge de 11 ans, est tombée à l'eau. Une chorée se déclare cinq jours après. Elle dure 6 semaines, puis disparaît progressivement sans traitement. Plusieurs années après, elle présente à la suite d'une légère émotion, une violente crise d'hystérie. — (*Sem. Médicale*, *91*, Potain).

Nous empruntons à la thèse de M. Delting, Lyon 1892, une série d'observations que nous résumons.

Elles montrent :

1° La transformation d'une chorée arythmique en chorée rythmée ou la métamorphose inverse.

2° L'influence de la compression des zones hystérogènes sur la chorée arythmique hystérique.

3° La terminaison brusque d'une chorée, sous une influence telle que l'application d'un aimant ou d'un courant faradique.

Observation Première
(Résumée)

Adèle J., 14 ans et demi. Présente les attributs de la grande hystérie convulsive. Les symptômes, hyperesthésie sensorielle, rétrécissement du champ visuel, etc., disparaissent un jour brusquement et sont remplacés par une chorée rythmée. Deux mois après, les mouvements diminuent d'amplitude et changent de caractère, ils perdent leur rythme et se rapprochent graduellement des mouvements incoordonnés de la chorée de Sydenham.

Observation II
(Résumée)
Mouvements arythmiques succédant à une chorée rythmique

G. Jeune fille de 19 ans ; premières crises convulsives à 13 ans, hystérie ovarienne à 15 ans.

Hémichorée rythmique du côté droit ; mouvements alternatifs de flexion et d'extension de la tête sur le tronc et de celui-ci sur le bassin ; mêmes mouvements dans le bras et la jambe droite. Elle présente alternativement des mouvements de chorée rythmée et arythmique.

Observation III
Séglas. — (Résumée)

Chorée arythmique avec symptômes d'hystérie ; transformation
en chorée malléatoire. Rien au cœur, pas de rhumatisme.

La malade a eu,à 15 ans, une première atteinte de chorée vulgaire
généralisée ; depuis lors, nervosisme prononcé. Actuellement, elle
présente des mouvements de chorée Sydenham.

En même temps, l'exploration révèle des stigmates d'hystérie.

Deux mois après, les mouvements avaient disparu en partie et
frappaient encore le bras gauche. Cette fois, les secousses étaient
nettement rythmées, reproduisant la chorée malléatoire.

Observation IV
(Résumée)
Perret, *Province Médicale*, 1891

Chorée arythmique généralisée ; diminution des mouvements par
pression des ovaires.

Jeanne C.,12 ans,présente des mouvements arythmiques,illogiques,
involontaires, incoordonnés. La pression des ovaires amène une
notable diminution des mouvements.

Observation V
(Résumée)
Charcot. — *Mal. du Syst. nerveux.* t. I, p. 404

Mouvements arythmiques, hystériques, momentanément arrêtés
par la pression ovarienne.

Vend.... présente les mouvements de la chorée vulgaire, sans
rythme, ni cadence ; en même temps, attaques avec les trois grandes
phases de l'hystéro-épilepsie, anesthésie générale avec amyosthénie,
surtout prononcée à droite, et ovaralgie double. La compression
méthodique de la région ovarienne suspend momentanément les
mouvements choréiformes.

Observation VI

(Résumée)

CHANTEMESSE. — *Bulletin Soc. Méd. Hôp.* Paris, 1891

Jeune fille 21 ans, après émotion violente est prise de mouvements anormaux, rappelant la chorée de Sydenham, avec hémianesthésie cutanée et anesthésie du pharynx.

La maladie durait depuis un mois, *quand l'application d'un aimant suffit à faire disparaître les accidents comme par enchantement.*

Observation VIII

(Résumée)

MENCKLEN. — *Bul. Soc. Méd. Hôp.* Paris, 1891

Jeune fille de 16 ans, ayant présenté une attaque de chorée qui dura 5 mois, attaque survenue à la suite d'une peur, est atteinte une seconde fois d'hémichorée avec hémianesthésie sensitive et sensorielle. Cette affection céda immédiatement, à la faradisation forte d'une région limitée de la peau.

Nous pourrions multiplier les observations de ce genre. Dans la thèse du docteur Dettling, nous en relevons 31.

Observation VIII

(Résumée)

AUGÉ B. — *Progrès Médical*, Paris 1891

Henriette S..., 14 ans.

Antécédents héréditaires. — Mère hystérique, père coléreux, grand'mère très nerveuse.

Antécédents personnels. — Enfance maladive : A aperçu dans un jardin public un enfant atteint de chorée de Sydenham, puis, peu après, a assisté à une crise d'hystérie de sa mère.

Ce jour-là, elle est prise d'une paralysie presque complète du bras gauche, qui, affirme sa mère, était moins sensible que le droit. En même temps, la jambe gauche devient le siège de mouvements involontaires qui envahissent tout le corps et affectent les caractères des mouvements choréiques. Ils disparaissent au bout de quatre mois.

Depuis lors, ils apparaissent toutes les années au printemps et disparaissent en été. Il y a chez cette malade une hémihypoesthésie gauche, de l'ovarie du même côté et du rétrécissement du champ visuel.

CONCLUSIONS

1° La chorée hystérique peut se présenter sous deux formes, rythmique et arythmique.

2° Toute chorée rythmique est une chorée hystérique.

3° Elle peut constituer la seule manifestation de l'hystérie, en l'absence de tout autre signe.

Elle peut précéder une crise, se manifester au cours d'une crise, ou éclater dans l'intervalle de deux crises.

4° La chorée arythmique hystérique paraît n'être qu'une simulation de la chorée de Sydenham par l'hystérie.

5° Il y a entre ces deux affections, chorée hystérique et chorée de Sydenham, des rapports de parenté. Elles peuvent coexister chez le même sujet ou succéder l'une à l'autre, mais elles constituent deux entités morbides, bien distinctes par leur début, leur évolution, leur terminaison, et nous nous refusons, avec la plupart des auteurs, à faire de la chorée de Sydenham une modalité de l'hystérie.

6° Ce qui permet de porter le diagnostic de chorée arythmique hystérique, c'est : 1° qu'elle existe chez un hystérique ; 2° son évolution particulière.

7° La chorée arythmique de l'hystérie se rapproche par son évolution de la chorée rythmée et, dans certains cas, par son incoordination, des mouvements cloniques de la crise d'hystérie. On peut aussi la considérer, soit comme une attaque prolongée, soit simplement comme une phase de la crise d'hystérie.

INDEX BIBLIOGRAPHIQUE

1884. Jasinski (P.). — Ueber Chorea major. Würzbourg.

— Sée (Germain). — Des pseudo-chorées rythmiques. Spasmes toniques et tics. *Semaine méd.* Paris.

1885. Charcot. — Tremblements, mouvements choréiformes et chorée rythmée. *Progrès médical*, nos 12 et 13.

— Batault. — Thèse de Paris.

1887. De Ritis. — Pseudo corea isterica de origine imitativa. *Annali. clin d. ospedale Napoli.*

1888. Horcholle. — Contribution à l'étude de la chorée rythmée. Thèse de Paris.

— Charcot. — Leçons du mardi.

— Hocquet. — Thèse de Paris.

— Pitres. — *Gazette médicale de Paris.* Mars-Juin.

1889. Huet. — Thèse de Paris.

— Mosicourt. — Chorée hystérique. Crises caractérisées par l'hypocondrie, etc. *France médicale.*

— Smith (P.-B.). — Hysterical Chorea. *Brit. M. J.* London.

— Vaulair. — Des myoclonies rythmiques. *Revue de méd.*

1890. Kessel (F.). — Ueber Chorea magna. Uerdingen.

— Bonnaud. — Thèse de Lyon.

1891. Toché (P.). — Hystérie et chorée de Sydenham. Paris.

— Auché (B.). — De la chorée hystérique arythmique. *Progrès médical.*

— Boinet (E.). — Tremblement, tic, chorée rythmée et syndrome fruste de Parkinson de nature hystérique. *Progrès médical.*

— Crespin. — Thèse de Lyon.

— Gilles de la Tourette. — Traité clinique de l'hystérie.

— LAVERAN. — Au sujet de la chorée hystérique. *Bull. et Mém.
de la Soc. méd. des Hôp.*

– MACKENZIE (H. W. G.) — A Case of hysterical Chorea. *Med.
Press et circ.* Lond.

— MATHIEU (A). — Un cas de chorée hystérique sans stigmates
hystériques. *Gaz. des Hôpitaux de Paris.*

— PERRET. — Chorée et hystérie. *Province médicale.* Lyon.

— SÉGLAS (J.). — Chorée de Sydenham et chorée rythmique chez
une hystérique.*Bull. et Mém. Soc. méd. des Hôp. de Paris.*

1892 DETTLING (G. E.). — De la chorée arythmique hystérique.
Thèse de Lyon.

— ROQUE. — Chorée rythmée de nature hystérique. *Lyon médical.*

1893. MITCHELL (S. W.). — Choreoid movements in an adult male
probably of hysterical origine : *Med. News.* Philadelphie.

1895. ALBERT (E.). — Contribution à l'étude de la chorée hystérique
ayant succédé à un rhumatisme articulaire. *Gaz. des
Hôpitaux de Paris.*

— AUCHÉ B. et CARRIÈRE (G.). — De l'hémichorée arythmique
hystérique. *Archives cliniques de Bordeaux.*

— LAGRANGE (E.). — Un cas de chorée hystérique. *Poitou médical.*
Poitiers.

1896. BEKTEREFF (V. M.). — Tyazhkaya phlyaska. Chorea gravis.
Nevrol, Vestnik. Kazan.

1897. DONATH. — Ueber Chorea hysterica. *Pest. Med. Chirurg.
Presse,* Budapesth.

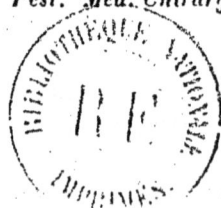

BIBLIOTHÈQUE NATIONALE
IMPRIMÉS

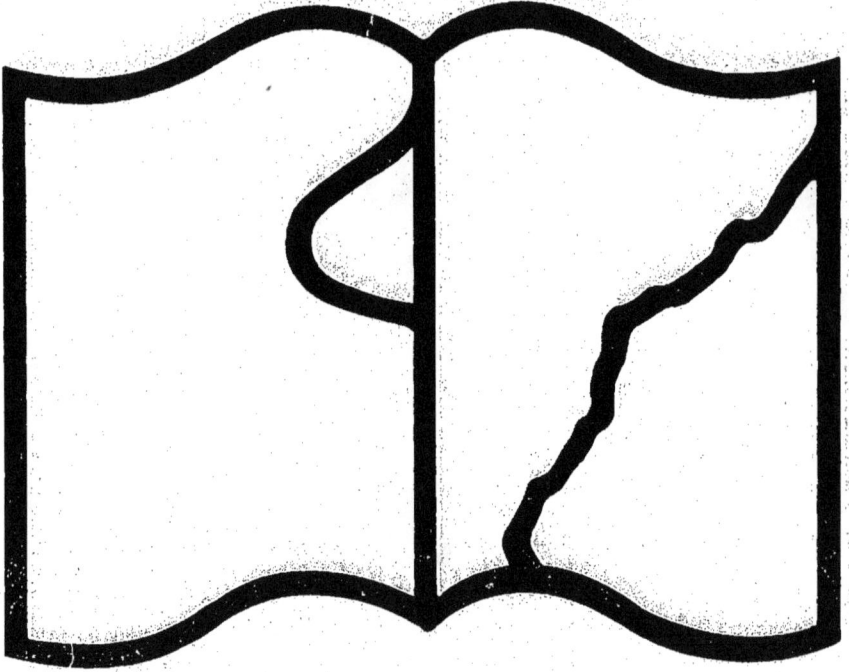

Texte détérioré — reliure défectueuse

NF Z 43-120-11

www.ingramcontent.com/pod-product-compliance
Lightning Source LLC
Chambersburg PA
CBHW050548210326
41520CB00012B/2770